Estética y Belleza

de

Carla Otero Ortega

ISBN: 978-1502758330

Estética y Belleza

Consejos Útiles para Mejorar tu Aspecto

Carla Otero Ortega

TABLA DE CONTENIDOS

PRÓLOGO

Hace mucho tiempo, solía gastar mi dinero en productos para mi cabello y de belleza en general. Llegué al punto en el que tenía más de 10 mascarillas diferentes, cerca de 20 diferentes tonos de sombras de ojos y varios botes diferentes de maquillaje. Se podría decir fácilmente que era una adicta a los productos de belleza y cosmética en general. Ya no era solo que no necesitaba todos esos productos, sino que ni tan siquiera podía usarlos antes de sus fechas de caducidad debido a la amplia variedad de la que disponía.

En la actualidad mantengo solo algún producto. Esto ayuda a que los productos que utilizo estén al día y pueda actualizar con facilidad mi gama de maquillaje según las tendencias y temporadas, utilizando tonos frescos y actuales, y también ayuda a mi economía al saber que usar y como no perder dinero adquiriendo más productos de los que necesito o puedo usar.

PRODUCTOS BÁSICOS PARA EL CUIDADO CORPORAL

Es fácil llenar hasta rebosar tu cajón de maquillaje y cosméticos con todo tipo de cosas que crees que tienes que tener y, sin embargo, una cosa que parece que olvidamos frecuentemente es lo básico. Si no cuidas tu piel ninguna cantidad de maquillaje, por caro que este sea, te ayudará a lucir fabulosa. Comienza tu listado con los productos para la piel básicos como exfoliantes y limpiadores de pequeño tamaño, junto con algodón y discos desmaquillantes. Una crema hidratante excepcional es una necesidad. Además de eso, si vas a aplicarte maquillaje después, no debes olvidar un buen desmaquillante. Un desmaquillante suave es fundamental, sobre todo, si este es específico para el contorno de ojos donde la piel es especialmente delicada.

LOS BÁSICOS

Cómo he mencionado al principio, la compra de productos de tamaño pequeño o mediano, incluso pequeñas muestras, es una buena elección. Esto te permitirá probar el producto y ver si le va bien a tu piel, y serás capaz de sustituirlo fácilmente sin perder un montón de dinero en caso de que no sea así. Es muy recomendable mantener esta regla cuando se trata de cremas limpiadoras, cremas hidratantes y desmaquillantes. Cualquier cosa que moleste a tu piel debe eliminarse directamente; da igual lo caro que el producto sea o lo famosa que sea la marca ya que si es demasiado duro o no está bien adaptado a tu piel, solo te dará problemas y perjudicará tu aspecto, justo lo contrario a lo que pretendemos.

CONSEJO DE LIMPIEZA FACIAL

"Al igual que el resto de tu cuerpo, tu cara tiene que tener un buen lavado también. Puedes utilizar tu limpiador facial mientras te duchas o te das un baño. Otra opción, es utilizar tu limpiador facial inmediatamente después de la ducha, esta técnica se sugiere, porque después de la ducha tus poros estarán más abiertos y tu cutis recibirá una limpieza más profunda."

Busca productos naturales y derivados de plantas. Estos productos son suaves y pueden ser utilizados tanto en piel grasa como normal. Sus ingredientes principales son la manzanilla, lavanda, romero, vitamina E. Tu piel estará más suave y debes saber que el uso productos para limpieza del cutis es increíble en la piel sensible.

Debes usar un limpiador lo suficientemente suave para ser utilizado a diario. Asegúrate que no tiene productos potencialmente irritantes para la piel. Estos productos eliminan todo resto de suciedad de tu piel, sobre todo el maquillaje de ojos. Gracias a ellos no saldrás de la ducha pareciendo un mapache.

Encuentra una gran hidratante o crema para tu piel. Busca una que sea ligera y pueda ser usada sin ningún maquillaje encima. Esto te ayudará a reducir los signos de las líneas de expresión.

Después de un tiempo usando estos productos deberías notar tu piel brillante y radiante. Cuando acudas a comprarla, pide consejo a las dependientas del establecimiento si no estás segura de tu tipo de piel, en algunas tiendas especializadas podrán hacerte un estudio de tu piel de forma gratuita para que adquieras los productos ofertados que mejor se adaptan a ti.

Un cubre poros es fundamental antes de aplicarte tu maquillaje. Este producto cubre las imperfecciones de la piel, rellena las líneas finas y reduce la apariencia de los poros. Además esta base hará que tu maquillaje dure más y tengas un aspecto estupendo durante más tiempo.

Recuerda que ninguna cantidad de maquillaje, por costoso que sea, se verá bien a menos que tengas la piel fresca, clara y bien hidratada.

CABELLO

Como si no fuera suficiente con preocuparnos por nuestros rostros, manos y cuello ahora también debemos preocuparnos por el aspecto y salud de nuestro cabello. Tranquila. Siguiendo estos consejos lograrás tener una melena fuerte y brillante... y con el estilo que mejor se adapta a ti.

LO BÁSICO

Los fundamentos para tener un pelo más juvenil:

- **Cuida su grosor** - como nuestros homólogos masculinos, las mujeres tenemos que preocuparnos por el adelgazamiento del cabello también. Si usas productos de peluquería, busca suplementos para llenar tus filamentos. Para reforzar el cabello debilitado, usa productos que tengan biotina y niacina a diario.

- **Volumen** – utiliza el viejo truco para luchar con el cabello fino: invierte en un buen suero de texturización y úsalo cada día. Otra forma de obtener volumen es a través del secado de tu pelo. Cubre las raíces grises- si tus raíces grises son visibles y tu cita en la peluquería debe retrasarse por cualquier motivo, una solución rápida puede ser rizar u ondular tu pelo. Los rizos producen una textura más profunda por lo que las canas son más difíciles de encontrar. Evita cualquier peinado que destaque descaradamente tus raíces, como alisados o peinados tirantes.

- **Aumenta el brillo** – un pelo brillante es sumamente joven y sexy. Una forma sencilla de lograr un pelo más brillante es aplicar un spray protector del calor a tu cabello antes de utilizar secador o planchas de alisado, para prevenir el daño al cabello del uso de estos productos. También puedes utilizar algún producto que aporte keratina a tu cabello. Elige tu champú correctamente - lavar el cabello puede hacer que pierda su brillo después de un tiempo. El champú y acondicionador medio tiene un pH de 7, lo que puede perjudicar al cabello y dañar su color. Busca un champú con un pH entre aproximadamente un 4,5 y un 6 para evitar esto.

- **Cuida tu cabello** – los peinados, el exceso de calor, las planchas, los cepillos para el cabello y así sucesivamente… todo lo que hacemos en nuestro cabello finalmente daña su resistencia y durabilidad. Para solucionarlo, así como para impedir un daño inevitable, intenta lavar el cabello cada dos días en lugar de una vez al día y reduce el uso del secador, si es posible. Utiliza champús anti-rotura y que fortalezcan el pelo. Estos indican en sus etiquetas que producen capas en el cabello y sellan las puntas abiertas. Aplica mascarillas al menos una vez a la semana.

EXAMINA LA FORMA DE TU CARA

¿Estás pensando en un nuevo corte de pelo o estilo? Hay un montón de cosas que hay que pensar a la hora de elegir un peinado nuevo como: cuánto tiempo deseas pasar mantenimiento un cierto estilo, la textura de tu cabello se va a acomodar el estilo de peinado que has seleccionado y, por último, la forma de tu cara.

FORMAS DE CARA

En este apartado veremos el estilo correcto para cada forma de cara. Lo primero es determinar cual es la forma de tú cara y la forma más sencilla de lograr esto es haciendo lo siguiente: estira el pelo hacia atrás y átalo. Mira directamente al espejo y esboza tu rostro con lápiz labial ya sea a la derecha en el espejo o en una hoja de papel transparente. Una opción diferente es hacerte una fotografía con el pelo recogido hacia atrás con firmeza y esbozar la imagen.

Ahora examina la imagen de cerca y compárala con los tipos de formas de cara que hay (redonda, ovalada, cuadrada, triángulo, corazón, rectangular). Aunque en un principio pudiera parecer que coincidas con un par de formas diferentes, es más que probable que tras examinarlo otra vez percibas que tu rostro se asemeja a una forma por encima de las demás.

- **Cara redonda** - La cara redonda tiene la misma anchura en la frente que en la parte inferior. Piensa en un círculo que tiene la misma anchura en la parte superior, ya que esa es la base. Las caras circulares suelen tener grandes mejillas. Para darle un aspecto más alargado a la cara y minimizar el efecto, un corte de pelo que enmarca tu cara puede ser la solución. Además de darle un aspecto más alargado les quitará protagonismo a tus mejillas. Los desvastados laterales que cubren parte de la cara y resaltan los pómulos pueden producir un efecto óptico muy favorecedor.

- **Cara cuadrada** - La mejor longitud es de 1 1/2 pulgadas por debajo de la barbilla o el hombro. Además el pelo en capas ayuda a suavizar la línea cuadrada de la mandíbula. Piensa en peinarte tu cabello a un lado con una línea lateral para producir un ángulo diferente. El corte en capas y una línea lateral pueden a la vez dar un aspecto más dulce y no tan marcado.

- **Rostro ovalado** - Piensa en la forma de un huevo, la parte superior e inferior son iguales en tamaño con los lados más largos. Las caras ovaladas pueden utilizar cualquier estilo; no obstante te recomiendo no utilizar flequillos muy amplios y mantener el rostro libre de cabello. De todos modos, sin importar la duración de tu corte, te verás mejor con capas cerca de los pómulos, labios y mentón, esencialmente sobre cualquier característica que desees destacar. Evita las capas cortas que añaden altura en la parte superior de tu cabeza, ya que esto hará que tu rostro se vea más largo.

- **Cara con forma de corazón** – Tal y como su nombre indica la cara es ancha en los pómulos y la frente y estrecha en la línea de la mandíbula. Una raya lateral con flequillo y longitud por debajo de la barbilla o en capas estirará la cara. Con el pelo hasta la barbilla crearás la ilusión de una cara ovalada en lugar de una barbilla puntiaguda.

- **Cara con forma de diamante** - Son rostros más anchos en los pómulos y tienen la línea de la frente y la mandíbula estrecha, de aproximadamente el mismo ancho. Piensa en un peinado que añada anchura en la zona de la barbilla como cortes bob de longitud hasta el mentón o hasta los hombros. Los cortes que permiten llevar el pelo detrás de las orejas funcionan también muy bien con este tipo de rostros, ya que permiten destacar tu maravillosa estructura ósea a la altura de los pómulos. Del mismo modo piensa en flequillos para acortar los rostros largos y las partes laterales.

- **Cara oblonga o rectangular** - Tienen las cejas altas y el mentón largos. Con el fin de minimizar la longitud de la cara, evita peinados que añaden una gran cantidad de volumen en la parte superior. Los flequillos grandes ayudan a acortar una cara larga.

Si tienes un rostro ovalado, párate un minuto y felicítate a ti misma ya que tienes una de las formas de cara más versátil. Puedes usar prácticamente cualquier peinado. Entonces ¿Cuáles son los mejores peinados para las caras con forma ovalada?

Independientemente de la longitud de tu corte, te verás mejor con capas cercanas a tus pómulos, labios y mentón; fundamentalmente en aquella la característica que deseas resaltar. Un corte de pelo de cómo el de Jennifer Aniston se ve increíble en una cara ovalada. Las capas largas quedan a la altura de las mejillas y la barbilla. El pelo es más largo en la parte posterior y más corto en la parte delantera por lo que no es un peso para el rostro de Aniston. Si eres pequeña, es necesario evitar el pelo super largo en la parte delantera ya que se corre el riesgo de parecer una niña de once años.

Como tantos estilos que te quedan bien, ten en cuenta estas reglas para dar con el peinado perfecto que case con tu personalidad y la textura de tu cabello:

- **Regla 1:** Mantente alejada de los peinados de toda la vida. Si no has cambiado tu estilo en 10 años, ojea una foto reciente y busca tu corte de pelo. Un peinado anticuado puede envejecer muchos años (algunas celebridades prueban mi teoría).

- **Regla 2:** No luches contra la textura natural de tú cabello. Tú puedes alisar tu pelo rizado pero para ello se necesita tiempo y dinero. ¿Por qué no invertir en un buen corte de pelo para tu pelo rizado como una alternativa? Si tienes el pelo super fino, no trates de hacer crecer tu pelo más allá de los hombros sin la ayuda de extensiones, el cabello estará muerto y liso, sin importar la cantidad de productos que hayas puesto en él. Como alternativa, usa un corte en capas y mantén la longitud por encima de tus hombros. Sumérgete en el mundo de los cortes y peinados con medias melenas y corte hasta los hombros.

- **Regla 3:** Si te gusta lo que está fuera de lo común, busca un corte de pelo de moda y un buen color. Si eres un madre que anda a mil por hora a lo largo de todo el día, atrévete a lucir lo que te gusta, llevar un corte a la moda no requiere largas horas de estilismo si el peinado casa con las características de tu pelo. Asegúrate de que tu ropa y peinado es acorde con tu personalidad y tu estilo de vida.

LOS MEJORES ESTILOS PARA UNA CARA ALARGADA

Si tú, como yo, tienes una forma de cara alargada hay peinados que no te harán ver favorecida. Aquí hay algunas reglas cuando piensas en un peinado:

1. Si tienes el pelo liso, prueba con un flequillo. Los flequillos hacen que tu cara parezca más corta, ya que cubren la frente. Puedes llevar un flequillo de lado o desbastado.

2. Los cortes bobs a la altura de la barbilla y otros estilos cortos son igualmente ideales para ti, ya que producen un efecto que disimula la longitud.

3. Las melenas largas y lisas no suelen ser una buena opción para este tipo de cara ya que alargan el rostro. Esto cambia si cuentas con una melena rizada o con ondas marcadas ya que el volumen a ambos lados de la cara contrarresta la largura.

4. Piense en el corte bob con largo Axel; es muy favorecedor para una cara larga. La longitud es importante y las ondas suaves ayudarán.

5. Si te gusta el pelo corto, mantente alejada de capas cortas que aumentan de volumen en la parte superior.

Evita las melenas muy largas ya que estas harán que tu cara se vea aún mas alargada, Si te gusta el pelo largo prueba con cortes en múltiples capas, con la capa más corta a la altura de la barbilla. El pelo corto estilo bob se ve hermoso en una cara larga. El bob debe llegar a la mandíbula, mentón o pómulos para hacer alarde de la estructura ósea. Los mejores bobs son más cortos en la parte posterior y en ángulo hacia abajo a la parte delantera. Lo que me gusta de este estilo es lo moderno y fresco que es.

Los flequillos quedan maravillosamente bien en una cara larga. Hay muchas opciones de flequillos así que pregunta en tu peluquería cual resultaría mejor para ti.

Si tienes una cara cuadrada probablemente te estarás preguntando que estilo es el que más te conviene.

Justo después del nacimiento de su hijo, Moisés, Gwyneth Paltrow cortó su largo pelo que había crecido hasta la altura de su pecho y que sencillamente era demasiado largo (ella lo reconoció). Utilizó durante algún tiempo el estilo bob, sin embargo, ahora luce un corte largo que deja por debajo de la clavícula. Es un corte tremendamente clásico que podría ser aburrido pero que al contar con un par de capas largas para dar movimiento luce moderno.

Los bobs son excepcionales en una cara cuadrada, siempre y cuando sean en capas y suaves. Mantente alejada de un bob contundente, ya que sólo acentuará tu mandíbula. Un estilo en forma de onda es perfecto para una cara cuadrada. Los rizos imparten suavidad, sin embargo, en el pelo corto es todavía complicado y mucho más en el largo.

En Good Housekeeping mag, el estilista Sean James Decuers afirma que el corte pixie es el más favorecedor en las caras cuadradas (y en las formas de ovalo y corazón, también). Los peinados hasta los hombros se ven bien en todas las formas de cara.

Peinados de largo hasta los hombros lucen excepcional en todas las formas de cara. Si tienes alguna onda innata o rizos en tu pelo, piensa en dejarlo ir al natural para amortiguar tus rasgos angulosos.

Recuerda que el pelo largo queda muy bien en una cara cuadrada siempre que tengas un par de capas largas para añadir algo de movimiento y dar suavidad a la parte delantera.

LOS MEJORES ESTILOS PARA UNA CARA REDONDA

Antes de ni siquiera discutir algunos estilos de peinado para las caras de forma redonda, tienes que entender cómo determinar la forma de tu cara.

Aquí está una manera de determinar bien la forma de la cara. Para descubrir la forma de tu cara, mídela con una cinta o una regla. Aquí estás los pasos a seguir:

- Mediciones en la parte superior de los pómulos, se determinarán a través de la línea de la mandíbula, entre los puntos más amplios.

- Mediciones en toda tu frente en el punto más amplio. Normalmente, el punto más ancho será un lugar aproximadamente a medio camino entre las cejas y la línea del cabello.

- Medidas desde el punto más amplio de tu frente hasta la parte inferior de la barbilla.

Hay un montón de maneras diferentes que las mujeres han utilizado para determinar la forma de su cara- desde el boceto de la cara en un espejo con lápiz de labios o pidiendo a otras personas ayuda para determinar la estructura. Puedes usar cualquier de estos consejos o utilizar los pasos descritos anteriormente.

Sin embargo, y a pesar de todo independientemente de la forma de tu cara - quizás es más bien alargada o de forma ovalada - todavía tienes el mismo destino: descubrir el peinado más favorecedor posible.

Si tienes una cara redonda, tu cara será aproximadamente tan ancha como larga. Hay muchos factores para poder definir que peinado le quedará mejor a una cara redonda. Lo cierto es que no es fácil. Habrá que tener en cuenta el nacimiento del cabello, si la barbilla es o no pronunciada y habitualmente el cuello parecerá corto.

Realmente no hay un peinado "perfecto" para una cara de forma redonda. Influyen muchos aspectos. Por ejemplo, la longitud del pelo, su textura y peso, la edad y estilo de vida... todos juegan un papel en la que es, finalmente, la mejor opción.

Hay grandes guías generales que puedes seguir, sin embargo, la solución más beneficiosa es descubrir un estilo que funciona contigo y tus necesidades para mantener ese estilo.

Si tu cara es redonda, los peinados más beneficiosos comúnmente incluyen:

- Flequillo en capas en lugar de los rectos y lisos.

- Estilos más cortos que dan altura.

- Estilos que aumentan la longitud.

- Estilos que mantienen a los lados tu pelo más corto o más cerca de la cara.

- Rizos en toda la corona - sin embargo nunca alrededor de las mejillas - para producir altura. Mantén los lados de tu pelo corto con un peinado rizado.

- Más largo que los estilos largos, con flequillo graduado o capas de modo que la cara y el cuello reciban una forma de adelgazamiento.

LOS MEJORES ESTILOS PARA UNA CARA EN FORMA DE CORAZÓN

Los rostros en forma de corazón son más amplios en la frente y más estrechos en la barbilla, lo que comúnmente se suma a pómulos marcados.

Un flequillo suave, peinado de lado acentúa los ojos y dibuja el enfoque lejos de una barbilla puntiaguda. Reese Witherspoon es un ejemplo de rostro en forma de corazón. Ten cuidado si utilizas flequillo y procura que este vaya verticalmente, en lugar de en línea recta, y que se detenga entre los párpados y las cejas. Si es demasiado corto, te verás como una niña.

Un bob largo es una buena opción para suavizar la línea de la barbilla. Además aún te permitirá atarlo en una cola de caballo si vas al gimnasio. Una parte lateral profunda trae acento a los pómulos y abre la boca arriba. Terminar con un spray para el cabello de fijación flexible para dar un toque espectacular.

Si quieres un flequillo contundente, habla de su anchura con tu peluquero. Cortar el flequillo en la frente y mezclarlo con capas débiles en el frente puede ser un éxito. Al mantener el flequillo un poco más estrecho, te darás cuenta de que los pómulos, sin embargo, no serán tan abrumadores. Las ondas sueltas mantienen el corte joven y llaman la atención sobre una mandíbula fuerte sin resultar agresiva.

Si tienes el cabello muy fino y sin cuerpo es una buena idea utilizar un cepillo y ahuecar un poco tu peinado en lugar de aplicar directamente la plancha. Si tienes un cabello grueso y con mucho volumen, pregunta a tu estilista para que te aconseje como reducir volumen, quizás utilizando tijeras especiales para atenuarlo.

Una cabeza rapada puede ser elegante y verse sofisticada y de moda; sin embargo no es para las tímidas. Si tienes una cara en forma de corazón y no tienes miedo de mostrarte, entonces esto es para ti. Pero ten en cuenta que podría llamar la atención sobre las barbillas especialmente puntiagudas.

Un ahuecado bob es ideal para las mujeres con cabellos más endebles y finos. Sin embargo, las mujeres con el pelo denso o grueso deben evitarlo, a menos que vayan a recibir un tratamiento de queratina. Para obtener las ondas, envolver pequeñas secciones de cabello alrededor de un rizador de una pulgada y terminar con una crema de textura.

APRENDE A AMAR TU ESTILO

¿Te gustaría tener un peinado que se asemeja al de las estrellas que se ven en las revistas? Si sabes qué hacer, es concebible. Aquí están los trucos utilizados por muchas para conseguir un espectacular peinado.

BUENOS CONSEJOS

¿Se acaba el tiempo para arreglar tu cabello? Puede utilizar pinzas o adornos para que tu cabello se vea más elegante. Puedes tener tu pelo recogido en una amplia variedad de estilos en menos de 2 minutos.

El cabello seco debe ser profundamente acondicionado. Si estás sufriendo con el cabello quebradizo y seco, puedes hacer un rico tratamiento de acondicionamiento en casa por ti misma. Primero, simplemente humedece el pelo limpio. Y a continuación, aplica un buen acondicionador, masajeando tu cabello. Cubre el cabello con un gorro y déjalo permanecer allí durante un máximo de treinta minutos. A continuación, enjuaga el acondicionador de tu cabello por completo y deja que se seque naturalmente. Tu pelo estará más suave, brillante y manejable.

Hay una gran cantidad de diferentes causas de la caspa. Lo que quizá no sepas es que el cabello graso puede ser el culpable. Utilizar un champú para la caspa o un champú suave como un champú para bebés te ayudará a ganar la batalla contra a la caspa.

Después de lavar el cabello, usa un peine de dientes anchos y peina tu cabello mientras está húmedo. El pelo es más rizado cuando está mojado. El pelo rizado tiende a no enredarse tanto como el pelo liso. Abstenerse de peinar el cabello con demasiada frecuencia, debido a que puede despojarlo de los aceites naturales presentes en él.

Si te gusta la apariencia de tu cabello después de un chapuzón en el mar, intenta utilizar productos para el cabello que recrean los efectos del agua de mar. Busca la expresión "niebla salina" en aerosoles. Intenta mezclar una cucharadita de sal y una taza de agua para tu propia mezcla. Puedes ponerle además en torno a 10 gotas de aceite esencial de lavanda.

Frota un poco de aceite de oliva en el cabello para mantenerlo brillante. El aceite de oliva hidrata e ilumina el cabello, lo que le da un aspecto brillante. Coloca un par de gotas de aceite de oliva en la palma de tu mano y frota justo antes de ponerlo en el cabello para no producir un aspecto aceitoso.

Seca tu cabello naturalmente con una toalla, en lugar de utilizar un secador de pelo. El calor producido por un secador puede dañar tu cabello. Si utilizas una toalla para secarte el cabello, no seas demasiado rigurosa, ya que esto puede dañar y romper tu cabello.

En conclusión, tener el pelo como una persona famosa no requiere una gran cantidad de dinero en efectivo, pero exige un montón de trabajo. Ahora que has leído estos consejos, seguramente seas más consciente de los magníficos secretos de tu pelo y de su potencial. Tómate el tiempo necesario para probar estos consejos y ver cuáles funcionan en ti. En breve, serás la envidia de todos los que conoces.

COMER DE FORMA SALUDABLE

Una alimentación saludable no se refiere a poner en práctica estrictas dietas, permaneciendo con un peso exageradamente bajo o eliminar aquellos alimentos que nos gustan. En su lugar, se trata de sentirse bien, tener más energía, mejorar tu estado de ánimo y mantenerte lo más sana posible- todo lo cual puede lograrse mediante el aprendizaje de algunos conceptos básicos de nutrición y su utilización de manera que funcione para ti. Puedes ampliar tu gama de alimentos saludables y aprender a planificar para conseguir y mantener una dieta sabrosa y saludable.

BUENOS HÁBITOS

Para ponerse en marcha con éxito, considera la planificación de una dieta saludable como una serie de pequeños pasos que puedas realizar sin traumas, en lugar de un gran cambio drástico. Si te acercas a los cambios poco a poco y con dedicación, tendrás una dieta saludable antes de lo que imaginas.

En lugar de estar preocupada con el cálculo de calorías o medir los tamaños de las porciones, considera tu dieta en términos de color, variedad y frescura. De esta forma debería ser más fácil hacer selecciones saludables. Centra la búsqueda de alimentos que te gustan y recetas simples que incorporen un par de ingredientes frescos. Paso a paso, el plato deberá ser más saludable y más delicioso.

Comienza lento y haz cambios en tus hábitos alimenticios a través del tiempo. No es realista cambiar de la noche a la mañana tu forma de comer sin pasarlo mal o echar de menos tal o cual alimento, acabando finalmente por abandonar el régimen impuesto y retomando las viejas costumbres. Cambiar todo de una vez comúnmente lleva a engaño o a dejar tu nuevo programa de alimentación.

Hacer pequeños pasos, como la adición de una ensalada (llena de diferentes verduras de color) a tu dieta una vez al día o cambiar la mantequilla por el aceite de oliva durante la cocción. Estos pequeños cambios se convertirán en un hábito que serás capaz de mantener agregando opciones más sólidas a tu dieta.

Cada cambio que haces para mejorar tu dieta es un gran paso. No tienes que llevar una alimentación perfecta y abandonar todo aquello que te gusta por comer de forma sana.

El objetivo a largo plazo es sentirse bien, tener más energía y reducir el riesgo de cáncer y otras enfermedades vinculadas a dietas poco saludables. Si te fijas metas realistas y poco a poco vas introduciendo cambios veras que en un tiempo relativamente corto tu alimentación habrá cambiado drásticamente y convertido en mucho más sana.

Además ten en cuenta que no solo te sentirás mejor sino que te verás mejor ya que tu piel lucirá un aspecto saludable.

TOXINAS Y DESINTOXICACIÓN

¿Que son las toxinas y cómo se desarrollan en mi cuerpo? ¿Por qué se producen?

Al igual que yo, seguramente habrás escuchado estas expresiones:

- "Tengo que liberar mi cuerpo de toxinas, es tiempo de desintoxicación."
- "Estoy comenzando una dieta de desintoxicación."
- "Voy a empezar a tomar mis zumos de desintoxicación anuales."

Estoy en forma, ¿cómo es que tengo que liberar toxinas? Muchos de nosotros trabajamos duro para consumir los alimentos correctos, hacemos ejercicio y observamos nuestros niveles de tensión. Sin embargo, incluso las personas más en forma deben realizar alguna dieta de desintoxicación. ¿Son reales las toxinas del cuerpo? ¿Cómo llegan a nuestro cuerpo? ¿Cuáles son las toxinas que se desarrollan en nuestro cuerpo?

DESINTOXICACIÓN

"Toxinas", aunque casi suenan como un mito urbano, son de hecho reales.

Una toxina es una sustancia química o un veneno que tiene efectos adversos en el cuerpo. Las toxinas pueden provenir de los alimentos o el agua, los productos químicos utilizados para cultivar o preparar comida, e incluso desde el aire que respiramos. Nuestros cuerpos tratan esas toxinas a través de órganos como el hígado y los riñones y los expulsan en forma de sudor, orina y materia fecal.

Es posible dividir las toxinas en 4 clases: las toxinas del aire, el agua, los alimentos y los productos químicos en nuestro entorno. He aquí un ejemplo de cada uno:

- **Aire:** La contaminación procede de gases y productos químicos tóxicos, como el metano y el monóxido de carbono que se liberan en el aire y se mezclan en el aire que respiramos y exhalamos. Esta contaminación puede proceder de las emisiones de vehículos y fábricas, así como fuentes adicionales. Un contaminante del aire es como el de un cigarrillo. Respirar el humo procedente de tabaco contiene una cantidad de ingredientes sumamente tóxicos que podrían afectar negativamente a tu cuerpo.

- **Agua:** Una lista de toxinas se ha encontrado en el agua. Todo, desde cloro, lejía, hidróxido de amonio e incluso OTC y restos de medicamentos se han denunciado por ser detectados en exceso en el agua potable. Los contaminantes y las sustancias químicas presentes en el agua se han declarado causantes desde trastornos depresivos hasta incluso el cáncer. Los sistemas de agua en todo el mundo varían mucho en su composición. Aguas minerales y aguas embotelladas artesanales han llegado a estar de moda en la última década, aunque algunos críticos consideran que el agua del grifo no es tan mala como los medios de comunicación nos presentan.

- **Alimentos:** Las toxinas en los alimentos no se refieren a los pesticidas. Las toxinas pueden referirse a los aditivos artificiales, muy procesados o alimentos genéticamente alterados e incluso componentes químicos en las recetas de alimentos, como colorantes y aromas químicos. Algunos médicos piensan que la dieta actual de los estadounidenses puede ser considerada "tóxica" realmente, debido al alto consumo de alimentos procesados, 'calorías vacías', alimentos sin contenido real de nutrientes como la harina blanca y el azúcar.

- **Productos químicos:** Los productos químicos que son tóxicos pueden incluir pequeñas cantidades de cosas muy tóxicas, como los residuos de pesticidas espolvoreados en nuestro recién comprado y no lavado fruto, de producción no orgánica. Elevados niveles de pesticidas se han encontrado en melocotones no orgánicos, fresas, manzanas, nectarinas, pimientos, apio, cerezas, lechuga, uvas y peras importadas.

¿Por qué debería 'desintoxicar' mi cuerpo? La idea general detrás de una 'dieta o régimen' de desintoxicación es que el mundo contemporáneo impone mucho estrés en nuestros cuerpos y como estamos expuestos a una gran cantidad de toxinas en nuestro día a día, los mecanismos de desintoxicación naturales de nuestros cuerpos no pueden cumplir al día las demandas de desintoxicación. En consecuencia, la 'desintoxicación activa' es una buena idea.

"Desintoxicación" se refiere a la adopción de medidas adicionales para garantizar que nuestro cuerpo elimina las toxinas adecuadamente para prevenir los posibles efectos perjudiciales de la acumulación de estas en nuestro cuerpo.

¿Mi cuerpo lleva a cabo la desintoxicación por si sólo? Nuestros cuerpos son brillantes. Han construido los mecanismos de eliminación de «toxinas». Los órganos de desintoxicación son: hígado, riñones, piel y pulmones. El sistema digestivo, linfático y cardiovascular de nuestro cuerpo, todo junto, juega un papel principal en el proceso de desintoxicación.

¿QUÉ ES LA DESINTOXICACIÓN ASISTIDA?

Las dietas de desintoxicación, ayunos y dietas depurativas pueden enfocarse de dos maneras: alto consumo de fibra - super limpieza de colon- destinada a eliminar literalmente las toxinas desarrolladas en nuestro colon. Otro método de desintoxicación diferente es el 'ayuno'. Un ayuno es una dieta muy baja en calorías (de vez en cuando en forma de líquido) destinado a aliviar la presión sobre su sistema digestivo durante unas horas, días o pocas semanas, y así darle vida a los poderes de desintoxicación naturales de tu cuerpo.

Desintoxicación de Piel. Una forma diferente de desintoxicación podría venir a través de la piel: saunas y "yoga caliente" proporcionan un entorno de alta sudoración destinados a acelerar la desintoxicación a través del órgano más grande de nuestro cuerpo, la piel. Las sales de Epsom y la exfoliación de la piel son buenas prácticas que de igual manera han mostrado que ayudan a acelerar la eliminación de las toxinas.

Existen una gran variedad de productos falsos o reclamos y prácticas peligrosas a nuestro alrededor para elegir. De hecho, muchos "ayunos" y "dietas de desintoxicación" podrían ser perjudiciales para algunas personas. "Serios ayunos" es algo que sólo debe ser puesto en práctica bajo la vigilancia de un médico o dietista. Zumos naturales y alimentos orgánicos para llevar una "dieta rápida" más suave podrían ser una manera beneficiosa para la gente sana de ayudar al proceso de desintoxicación. Sin embargo una vez más, cualquier método "rápido" no debe ser tomado a la ligera.

¿CÓMO ES LA DESINTOXICACIÓN NATURAL Y SALUDABLE?

Una forma innata, extremadamente eficaz y segura de eliminar toxinas es realizar ejercicio. El ejercicio acelera los sistemas circulatorio y respiratorio y aumenta la sudoración-todas las técnicas de desintoxicación naturales utilizadas por el cuerpo (pulmones, la piel y la sangre / sistema gastrointestinal).

Una parte muy importante de la desintoxicación natural es el nivel de hidratación. Tu cuerpo eliminará toxinas mucho más fácil si estás totalmente hidratada. Agua, zumos de fruta fresca, té de hierbas, kombucha y agua de coco son fabulosas bebidas para mantenerse hidratada.

Y, por último, el masaje es una forma natural para acelerar la desintoxicación. Al masajearse los músculos del cuerpo y la piel, se están aflojando las toxinas que se almacenan en tus células. Los atletas profesionales con frecuencia se someten a masajes todos los días para relajar sus músculos y para aflojar el ácido láctico provocado por el ejercicio, posiblemente, la razón de los dolores musculares. En general, los masajes son una técnica que puede ayudar a desintoxicar. Y además como incentivo, un masaje hace que te sientas increíblemente bien.

EL USO DE PRODUCTOS DE BAÑO

Un baño adecuado es una poderosa arma para mantener un cuerpo hermoso. El baño es la única cosa que uno hace para embellecer el cuerpo entero. Ha llegado a ser nada más que una rutina del día a día, pero lo cierto es que puede ser un lujo también.

Incluso en la antigüedad los baños, bañeras y spas contaban con todo tipo de artículos lujosos para los que participan del baño. Hoy en día las personas invierten tanta cantidad de tiempo en el acto de bañarse como en el de hacer el resto de las tareas de la casa.

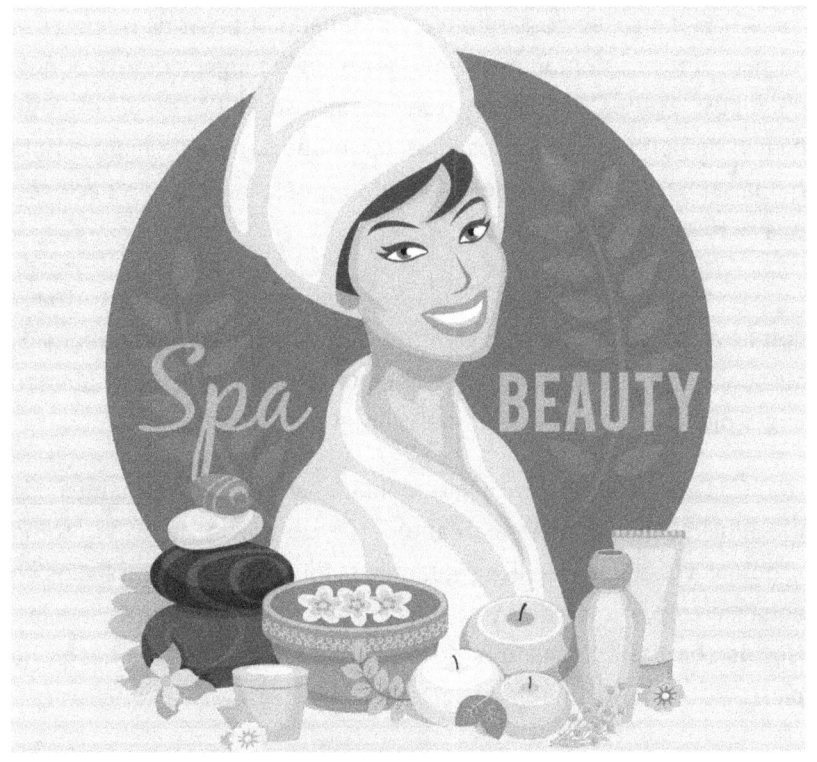

Hay unos básicos particulares para el baño y la bañera perfecta, que no han cambiado a pesar del paso del tiempo. Son los mismos desde los tiempos antiguos, donde se consideraba la higiene como la principal prioridad del cuarto de baño.

EL BAÑO

El baño debe estar limpio y ordenado. A pesar de que no sea amplio, debes intentar mantener todo en su lugar como jabones, champús, aceites, lociones y toallas. Incluso si tienes un enorme cuarto de baño con todos los lujos como una bañera de hidromasaje o una sauna, si está desordenado pierde todas sus ventajas, haciendo que ni tu disfrutes con su uso.

Mantén las toallas limpias y secas y no compartas tu toalla con otras personas. No es higiénico y se pueden pasar infecciones. Si las toallas no se cuelgan correctamente después de su uso pueden coger olor a humedad y dejar mal olor en todo el baño.

Cuenta con un lugar donde lavar tus pies antes de introducirse en la bañera. Mantén tus utensilios de baño, como esponjas vegetales, cepillos y guantes exfoliantes limpios. Lávalos en agua caliente, retuércelos y no dejes ni agua ni jabón dentro de ellos. No los compartas con otras personas para evitar infecciones de la piel.

Limpia el baño con un antiséptico y coloca flores perfumadas y elementos adicionales en la habitación para que huela fresco y limpio.

Reemplaza tus cepillos y esponjas cada mes alternativo para una mejor higiene. Estas son formas sencillas para mantener un baño ideal -si no tienes lujos como una bañera de hidromasaje o spa en tu baño.

Da masajes a tu cuerpo con vitamina E o aceite de oliva. Toma tu ducha. Lava y acondiciona tu cabello. Mantente limpia. Utiliza una toalla seca. A continuación aplica una loción hidratante en todo tu cuerpo. Usa desodorante o rollón para oler bien.

Debes elegir tus jabones en función de tu tipo de piel y el clima. Los jabones hidratantes son más beneficiosos en invierno, mientras que los antisépticos son recomendables en veranos para prevenir forúnculos por el calor y sudor.

Puedes realizar peelings corporales caseros para aumentar la circulación de la sangre y deshacerte de las células muertas de la piel consiguiendo hacer de tu baño una experiencia memorable. Si no tienes tiempo para hacerlo a menudo fíjate un día a la semana para alargar tu baño y poner a punto tu piel. Hay varios productos a tu disposición en tiendas de cosmética para realizar peelings en casa o puedes realizar tus propias mezclas en casa.

Éstos son algunos peelings corporales caseros, que puedes hacer cómodamente en casa para aplicar en la cara y el cuerpo:

El exfoliante corporal casero más fácil y más antiguo está hecho con harina de trigo y requesón. Toma un poco de harina de trigo en un bol, añade una pizca de cúrcuma a la misma y haz una pasta. Aplicar sobre el cuerpo y retirar una vez que está medio seco. Se eliminará la piel muerta y te veras brillante y libre de imperfecciones.

Otra opción es poner a remojo en leche arroz durante la noche. Moler la mezcla y hacer una pasta; a continuación frota todo tu cuerpo.

Otro exfoliante que puedes preparar en tu casa parte de la combinación de un yogur natural, dos o tres cucharadas de café en polvo y el zumo de medio limón. Mezcla todos los productos juntos y luego aplícate la pasta resultante por todo el cuerpo con un suave masaje. Recuerda sacar el yogur un poco antes de la nevera para evitar que la pasta este fría y resulte desagradable aplicarla (sobre todo en invierno). Puedes utilizar esta mezcla una vez al mes sobre todo tu cuerpo.

Puedes añadir pétalos de rosa o plantas aromáticas al agua de baño para que sean aromáticos. También puedes comprar aceites aromáticos perfumados para relajarte y calmar tu mente y cuerpo. Puedes hervir cáscaras de naranja y limón en agua. Deja enfriar y luego echa esta agua en la del baño. Te sentirás fresca durante todo el día.

Las sales son otra buena opción para hacer tu baño más placentero. Hay varios aromas y tipos desde sales muy finitas a otras que parecen azúcar. Existen las bombas de sales, que son grandes esferas de sales que se deshacen al sumergirse en el agua.

Otros consejos: Utiliza una pasta de sándalo en polvo por todo el cuerpo en verano para prevenir las infecciones del calor en la piel, oler bien y controlar el aceite en la piel. Toma harina de trigo normal. Añádele leche. Aplica esta pasta en todo el cuerpo y frota en la dirección opuesta. Esto elimina el vello excesivo de tu cuerpo y hace que la piel parezca pulida.

BRONCEADO SIN SOL

¿No deseas exponer tu piel a los rayos dañinos del sol pero no quieres perder la oportunidad de lucir un hermoso tono dorado gracias a él? Piensa un momento en los productos en bronceado sin sol o autobronceadores. Lo primero que debes hacer es entender como trabajan estos productos y la importancia de usarlos bien y con cuidado.

BRONCEADO

Los productos de bronceado sin sol, igualmente conocidos como autobronceadores, pueden dar a tu piel un aspecto bronceado sin exponerlo a los rayos ultravioleta perjudiciales (UV). Los productos de bronceado sin sol se venden generalmente en forma de cremas, geles, lociones y sprays que pones en tu piel. También está disponible en spray de bronceado en una gran cantidad de salones de belleza, spas y centros de bronceado.

El ingrediente activo en muchos productos de bronceado sin sol es la dihidroxiacetona (DHA). Cuando se pone sobre la piel, el DHA reacciona con las células muertas en la capa externa de la piel para oscurecer temporalmente la apariencia de la piel. El color no se pierde al lavarse; sin embargo, desaparece gradualmente a medida que las células muertas de la piel se caen - comúnmente a los pocos días.

Muchos de los productos de bronceado sin sol no contienen bloqueador solar. Si pasas tiempo al aire libre, el protector solar sigue siendo crucial.

¿QUÉ PASA CON LAS PÍLDORAS DE BRONCEADO SIN SOL?

Las píldoras de bronceado sin sol, que comúnmente contienen el aditivo de coloración canthaxanthin, son peligrosas. Si se toman en grandes cantidades, la canthaxanthin puede volver tu piel de color naranja y producir urticaria. Las píldoras de bronceado sin sol pueden igualmente inducir daños en el hígado y dar lugar a la formación de cristales en la retina del ojo (retinopatía canthaxanthin).

¿QUÉ PUEDES ESPERAR DE LOS PRODUCTOS DE BRONCEADO SIN SOL?

Los productos de bronceado sin sol habitualmente se van con los lavados. En general tarda aproximadamente una hora en verse resultados. El color viene comúnmente a lo largo de 8 a 24 horas. Las personas que tienen la piel de color medio sin pecas con frecuencia obtienen los resultados más beneficiosos.

Los productos de bronceado sin sol son comúnmente considerados opciones seguras a tomar el sol, siempre y cuando estén utilizados según lo indicado.

Ten en cuenta que el spray de bronceado de un salón de belleza o spa se aplica comúnmente a todas las partes de su cuerpo, incluyendo tu cara, para garantizar un color uniforme. Esto produce que se aplique el producto en y alrededor de los ojos, cerca de las fosas nasales o en tus labios. Los riesgos de inhalación o ingestión de DHA son oscuros - así que cierra los ojos y contén la respiración mientras se te aplica el producto.

Es posible asimismo solicitar o usar mientras se aplica el producto dispositivos de protección como gafas o tapones en la nariz.

¿Cuál es la forma más beneficiosa de conseguir un aspecto bronceado con productos de bronceado sin sol?

Los productos de bronceado sin sol pueden suministrar un aspecto natural y hermoso si se aplican con cuidado. Para tener unos resultados satisfactorios es imprescindible acatar las indicaciones del envase. En general: exfolia primero. Antes de utilizar un producto de bronceado sin sol, lava tu piel con un paño o una esponja para quitar las células muertas de la piel en exceso. Si normalmente te depilas las piernas, hazlo antes de aplicar el producto de bronceado sin sol para una aplicación uniforme.

Utilizar un ligero toque. Poner el producto de bronceado sin sol de manera uniforme y en poca cantidad. Utilizar con moderación sobre la piel seca o engrosada, como en los tobillos, las rodillas y los codos. Si es necesario, pide a alguien que te ayude a aplicar el producto en los lugares de difícil acceso. Guarda las tapas de tus manos para el final. Después de aplicar el producto a tu cara y cuerpo, lava las manos con agua y jabón para evitar la coloración de las palmas. Asegúrate de eliminar cualquier producto de debajo de las uñas. Tómate tiempo para que se seque y no empieces a vestirte hasta que el bronceador se haya secado totalmente.

Recuerda, muchos productos de bronceado sin sol no tienen bloqueador solar. Si pasas tiempo al aire libre, protege tu piel con cantidades generosas de protector solar.

MAQUILLAJE CORPORAL

Al mostrar más piel o menos piel según la época del año, puede llegar el momento en que algunas de nosotras podríamos estar preocupadas de que nuestras partes del cuerpo expuestas no luzcan perfectas. A medida que nos hacemos mayores, venas, manchas solares, pecas e imperfecciones en general pueden ser un problema. No te preocupes. Hay un par de maneras rápidas y simples de ocultar aquello que no quieres revelar.

En primer lugar, considera la utilización de un autobronceador sutil. Esto por sí solo podría ser todo lo que necesitas para cubrir pequeñas imperfecciones en la piel y así ganar la suficiente auto-confianza para mostrar tu cuerpo sin problemas. Puedes utilizar un producto para aplicar en casa o acudir a un salón de belleza para un trabajo profesional.

Existen numerosas opciones en cualquier droguería o perfumería así que date una vuelta y escoge la opción que más te guste. Con más color o menos o más brillo, es cuestión de probar y quedarse con la que mejor te sientas.

Las venitas o manchas de sol en el pecho son un verdadero problema. Para disimularlas debes utilizar una base de spray. Para varices, hematomas o marcas de nacimiento en las piernas se debe aplicar un poco de corrector. El corrector es muy útil para cubrir pequeñas imperfecciones y además es resistente al agua con lo cual lo podrás utilizar sin ningún tipo de preocupación.

Así que ya sabes: ¡luce tu cuerpo sin complejos!

HAZ EJERCICIO

La mayor parte de la actividad física diaria es considerada como ligera o moderada en el nivel de intensidad. Hay determinadas ventajas para la salud que sólo se pueden lograr con una acción física más vigorosa. La mejora del sistema cardiovascular es una de ellas. Trotar o correr suministra mayores beneficios cardiovasculares que caminar a un ritmo pausado, por ejemplo.

Además, la mejora del estado físico no se limita a depender de que actividad física realizas, depende igualmente de qué tan vigorosamente y por cuánto tiempo llevas a cabo dicha actividad.

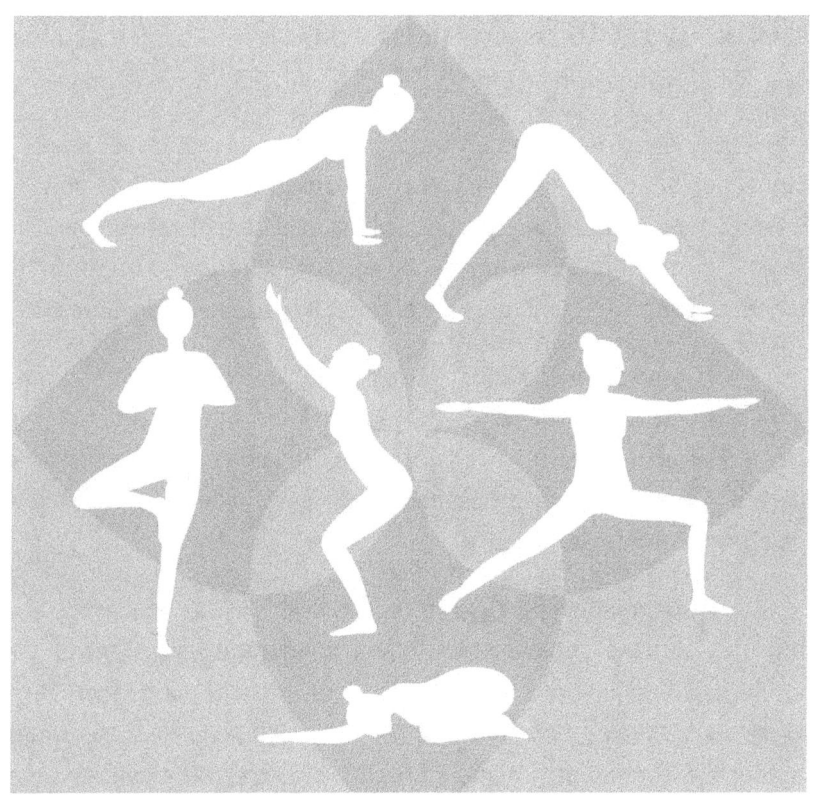

FUNDAMENTOS DEL EJERCICIO

La actividad física se define como el movimiento que exige la contracción de los músculos. Cualquiera de las acciones que realizamos durante todo el día que exigen movimiento – tareas de limpieza, jardinería, caminar, subir escaleras - son ejemplos de actividad física.

El ejercicio es una forma particular de actividad física - planeada, una actividad física con un propósito, ejecutada con la intención de obtener un cuerpo tonificado u otras ventajas para la salud. Hacer ejercicio en un gimnasio, natación, ciclismo, correr o practicar deportes, como el golf y el tenis, hay todo tipo de ejercicio.

¿Cómo se puede saber si una acción se considera moderada o vigorosa según el nivel de intensidad? Si eres capaz de hablar a pesar de ejecutarla, es una actividad moderada. Si tienes que pararte para recuperar el aliento después de decir simplemente un par de palabras, es vigorosa.

Dependiendo de tu nivel o condición física, un partido de tenis de dobles probablemente sea moderado en el nivel de intensidad, aunque un partido de individuales puede ser más vigoroso. También, practicar baile de salón sería una actividad moderada, sin embargo algún ejercicio aeróbico podría considerarse vigoroso. Una vez más, no es simplemente la elección de la actividad, sino la cantidad de esfuerzo que exige.

Idealmente, un régimen de ejercicios debe incluir elementos diseñados para mejorar cada uno de estos componentes:

- **Resistencia Cardiorrespiratoria**. Mejorar tu resistencia respiratoria - tu capacidad de participar en ejercicios aeróbicos - a través de acciones como caminar a paso ligero, correr, trotar, ciclismo, natación, saltar a la cuerda, el remo o el esquí de fondo. Al llegar a la distancia o el nivel de intensidad fijado en los objetivos, restablecerlos más alto o pasar a una acción diferente para seguir desafiándote a ti mismo.

- **La fuerza muscular.** Tú eres capaz de mejorar la fuerza muscular de manera más eficiente a través del levantamiento de pesas, ya sea con pesos libres como barras y mancuernas o máquinas de elevación.

- **Resistencia muscular.** Mejorar tu resistencia con ejercicios de calistenia (ejercicios de acondicionamiento), entrenamiento con pesas y acciones como correr o nadar.

- **Flexibilidad.** Trabajar para mejorar tu nivel de flexibilidad a través de ejercicios de estiramiento que se realizan como parte del ejercicio o por medio de una disciplina como el yoga o el pilates que contienen estiramientos.

Aunque es posible manejar todos estos factores de fitness con un estilo de vida físicamente activo, un programa de ejercicio debe ayudar a lograr aún mayores ventajas.

El aumento de la cantidad de actividad física en tu vida diaria es un gran comienzo - como aparcar un par de calles de tu destino para obligarte a caminar un poco. Sin embargo, para lograr realmente los objetivos de fitness, necesitarás incorporar acciones estructuradas, vigorosas dentro de tú horario para ayudarte a lograr tus objetivos de fitness y de salud.

PONTE UN OBJETIVO Y ATENTE A EL

Iniciar o volver a una rutina de ejercicios implica más que simplemente programar tus ejercicios y unirte a un gimnasio. Como cuestión de hecho, es totalmente posible ir a un gimnasio y nunca realmente ir, aun cuando los pagos mensuales aparecen en el extracto bancario. Yo entiendo esto porque lo he hecho un par de veces en mi vida. Cumplir con tus metas exige un par de trucos mentales para ayudarte a seguir adelante, centrada y motivada.

SIGUE ADELANTE

Momentum es una parte central del ejercicio uniforme. Es normal tener esas semanas cuando todo va bien: tú haces todos tus ejercicios, te conviertes en un fanático de la salud y empiezas a pensar "ya tengo esta rutina completamente incorporada a mi vida" Entonces "eso" se materializa. 'Eso' pueden ser unas vacaciones, una enfermedad... algo que te hace modificar la rutina que tan seriamente te has establecido. Volver es duro, en parte, porque has perdido ese impulso inicial. Es en ese momento que somos conscientes de que un objeto en reposo tiende a permanecer en reposo, así que conseguir mentalizarse e ir otra vez es la única manera de conseguir un impulso.

En lugar de preocuparte por recuperar el tiempo perdido con ejercicios intensos, céntrate simplemente en conseguir tener un poco de tiempo para hacer ejercicio. Planea tus ejercicios para la semana y felicítate a ti misma por haber conseguido volver a ejercitarte.

Compra algo como un nuevo par de zapatillas o un par de pantalones cortos excepcionalmente para llevar al gimnasio. Si estás teniendo problemas para conseguir volver de nuevo a realizar la tabla de ejercicios fijada, descárgate nuevas canciones o busca algo que te motive, así tendrás algo que esperas con interés.

Hacer ejercicio con alguien siempre es más estimulante. Prueba a quedar con un conocido o llama a un gimnasio para concertar una consulta gratuita con un entrenador personal. Incluso si no llegas a apuntarte, volver a meterte en un entorno de ejercicio puede ser justo lo que necesitas.

Si la idea de volver a ejercicios aburridos en un gimnasio te dan ganas de morir, haz algo completamente diferente. Prueba una clase de danza del vientre o prueba ese nuevo estudio de yoga. Un cambio de escenario y una nueva actividad pueden refrescar y rejuvenecer.

Imagínate esto: estas en una fiesta y te has jurado a ti misma mantenerte alejada de pinchos y canapés y evitar ponerte a devorar todo lo que encuentras, cuando de repente aparece la fuente más espectacular que has visto en tu vida. Muchas horas después, sintiendo tu estómago hinchado y pesado, juras compensarlo mañana con un entrenamiento largo.

Hay algunos problemas con este enfoque - en primer lugar, no se puede deshacer lo consumido la noche anterior y, en segundo lugar, matarte a ti misma con ejercicio no es una buena respuesta, ya que hará que odies el ejercicio aún más.

Si estás ocupada pensando en los errores del ayer, muchas de tus decisiones se fundamentarán en la culpa y la vergüenza en lugar de lo que realmente quieres (y necesitas) para llevar a cabo tus metas. El cambio real viene de decisiones del día a día, ser consciente y basar tus decisiones en lo que necesitas ahora (en lugar de lo que hiciste o no hiciste ayer). Esto hará que veas el ejercicio como una rutina y no un castigo por los excesos cometidos el día anterior.

PLANIFICA TUS EJERCICIOS

Tomarse el tiempo necesario para, realmente, sentarse y hacer un horario concreto es el primer paso esencial hacia la construcción del cuerpo deseas. Después viene la dura tarea de seguirlo cada semana, pero eso es un tema diferente para un día diferente, por ahora vamos a centrarnos en hacer un programa de entrenamiento.

Pasos a seguir:

- Siéntate con un calendario semanal y determina el número de días a la semana que estás dispuesta a entrenar.

- Elije que tipo de entrenamiento deseas realizar. Por ejemplo, un entrenamiento cardiovascular te ayudará a perder grasa, mientras que el levantamiento de pesas te hará ganar masa muscular.

- Dedícate a hacer ejercicio de acuerdo a tu plan. Este es el paso más crucial.

- Cumplir el horario durante al menos un mes. Los beneficios se verán después de 4 semanas así los resultados servirán para mantener la motivación.

ENTRENAMIENTO CARDIOVASCULAR

- Integrar sesiones de entrenamiento de 30 minutos en tu horario es suficiente para la mayoría de las personas.

- Fijar un día a la semana para un entrenamiento cardiovascular.

- Utiliza una máquina de correr o subir escaleras, trotar, andar en bicicleta y nadar son todas formas eficientes de entrenamiento cardiovascular.

- Calentar y estirar activamente durante cinco minutos antes de iniciar cualquier actividad.

- Entrenar a un ritmo moderado durante veinte minutos.

- Cambia tu horario para adaptarte a períodos de entrenamiento más largos si es conveniente.

- Mantén tu horario.

PESOS

- Realizar de treinta a sesenta minutos en las sesiones de entrenamiento con pesas. Si no te pasas mucho tiempo charlando o descansando durante tu entrenamiento lograrás un gran resultado.

- Comienza por hacer entrenamientos de cuerpo entero encaminados a acondicionar cada gran grupo muscular (parte superior del cuerpo, parte inferior del cuerpo y la espalda). Un desarrollo equilibrado es sumamente crucial.

- Divide tus entrenamientos. Esto te permitirá trabajar mejor los grupos musculares particulares y sus áreas. Una división básica que se dirige a cada grupo muscular es: pecho y tríceps, espalda y bíceps, hombros y piernas.

- Descansa tus músculos entre las sesiones. Permite que cada grupo muscular descanse al menos un día entre sesiones. Tus músculos no pueden crecer a menos que tengan tiempo para descansar y repararse.

- Adapta tu agenda para cumplir mejor tus objetivos.

- Sigue con tu programa de ejercicios.

Muchos atletas realizan algún tipo de calentamiento y se refrescan con regularidad durante el entrenamiento y la competición. Un calentamiento adecuado hasta puede intervenir en la marcha del flujo de sangre al músculo trabajado y disminuir la rigidez muscular, evitar las lesiones y mejorar el rendimiento. Las ventajas adicionales de un buen calentamiento incluyen la preparación fisiológica y psicológica.

Ventajas de un calentamiento adecuado:

- **Modifica la temperatura muscular** - La temperatura sube dentro de los músculos que se utilizan durante una rutina de calentamiento. Un músculo calentado se contrae con más fuerza y afloja con mayor prontitud. De esta manera tanto la velocidad como la fuerza pueden ser aumentadas. Del mismo modo, la posibilidad de tener un tirón en un músculo y causar trauma es mucho menor.

Modifica la temperatura corporal:

- **Los vasos sanguíneos se amplían** - Esto hace bajar la resistencia al flujo sanguíneo y la tensión es más baja en el corazón.

  Refrigeración más eficiente - Mediante la activación de los mecanismos de disipación de calor en el cuerpo (sudor efectivo) un atleta puede enfriar con rapidez y evitar golpes de calor.

- **Modifica la temperatura de la sangre** - La temperatura de la sangre aumenta a medida que avanza a través de los músculos. Como la temperatura sube en la sangre, la unión de oxígeno a la hemoglobina se intensifica, así el oxígeno es más fácilmente utilizable por los músculos que trabajan, lo que podría mejorar la resistencia.

- **Mejor amplitud de movimiento** - El rango de movimiento alrededor de una articulación se modifica.

- **Cambios hormonales** - Tu cuerpo aumenta la producción de hormonas responsables de regular la producción de energía. Durante el calentamiento el equilibrio de las hormonas hace que más hidratos de carbono y ácidos grasos estén disponibles para la fabricación de energía.

- **Preparación Mental** - El calentamiento es igualmente un buen momento para prepararse mentalmente para un evento, aumenta la concentración y la técnica. Además un atleta puede relajarse de esta manera antes de hacer un ejercicio.

Los ejercicios de calentamiento típicos incluyen estos enfoques:

Poco a poco aumentar la intensidad de tu deporte en particular. Esta técnica utiliza las habilidades particulares de un deporte y de vez en cuando se le llama relacionada. Para los corredores, la idea es correr durante un rato y añadir unos sprints en la rutina para que participen todas las fibras musculares.

Adición de movimientos no relacionados con tu deporte de una manera firme y lenta: ejercicios de flexibilidad, por ejemplo.

¿Qué elegir? El mejor momento para estirar un músculo es después de tener un flujo de sangre y se ha modificado la temperatura para evitar traumatismos. Estirando un músculo frío se puede aumentar el riesgo de tirones y desgarros.

Así que es mejor hacer un entrenamiento aeróbico gradual antes del estiramiento. Ten en cuenta que el mejor momento para estirar es después de tu entrenamiento cuando tus músculos están calientes y flexibles con el aumento de sangre en ellos. Asegúrate de que tu calentamiento comienza de forma gradual y utiliza los músculos que se tensaron durante el entrenamiento.

Ten en cuenta que el calentamiento perfecto es un proceso muy individual que sólo puede venir con la práctica, la experimentación y la experiencia. Trata de calentar de varias maneras, en diferentes intensidades hasta encontrar lo que funciona mejor para ti.

INCORPORAR ENTRENAMIENTOS CARDIO

Con un gran porcentaje de personas con sobrepeso, está claro que muchos de nosotros no estamos cumpliendo con las directrices de ejercicio más recientes que dictan hasta una hora de ejercicio todos los días. De hecho, no hay ninguna duda de que un gran colectivo de personas no encuentran una hora todos los días para dedicarla a practicar deporte. ¿Qué puede hacer uno para lograr encajar eso en nuestra vida?

FUNDAMENTOS DEL EJERCICIO CARDIOVASCULAR

Antes de empezar, debes por lo menos saber por qué es tan crucial. El ejercicio cardiovascular simplemente significa que tú estás practicando una actividad que eleva el nivel del ritmo cardíaco pero todavía puedes hablar (también conocido como, tu ritmo cardíaco objetivo). He aquí por qué el ejercicio cardiovascular es tan importante:

- Es una manera de quemar calorías y ayuda a adelgazar

- Hace que tu corazón sea más fuerte por lo que no tiene que trabajar tan agotadoramente para bombear la sangre

- Es un paso para mejorar tu capacidad pulmonar

- Ayuda a reducir el riesgo de ataque al corazón, el colesterol elevado, la hipertensión y la diabetes

- Te hace sentir muy bien

- Te ayuda a dormir mejor

- Ayuda a reducir la tensión

Podría seguir todo el día enumerando ventajas pero creo que con estas ya has entendido porque es tan importante.

En pocas palabras: necesitas actividad cardiovascular si deseas conseguir tener tu peso bajo control y conseguir que tu tensión este en un nivel tolerable.

El primer paso es saber el tipo de actividades que te gustaría hacer. El truco consiste en considerar lo que es accesible para ti, se ajusta a tu personalidad y te hace sentir cómoda. Si te gusta salir a la calle, correr, andar en bicicleta, senderismo o caminar son excelentes opciones. Si te gusta el gimnasio, las bicicletas estáticas, máquinas elípticas, cintas de correr, máquinas de fila y más, son buenas opciones. En caso de que te guste practicar deporte en tu casa, hay varios videos de ejercicio que no requieren de mucho equipo para conseguir un buen entrenamiento cardiovascular.

Ten en cuenta, que puedes no saber el tipo de actividad con el que vas a disfrutar. Eso es todo parte de la experiencia, así que no tengas miedo de intentar algo y, si no funciona, pasa a otra cosa.

Casi funcionará cualquier actividad siempre que exija un movimiento que eleve tu ritmo cardíaco en tu zona objetivo. Recuerda: no hay un único ejercicio adecuado, cualquier cosa que te guste y eleve tu ritmo cardiaco es válido. No es lo que haces, sino lo intenso que trabajas.

Haz algo que te gusta. Si detestas ir al gimnasio, no te fuerces a correr en una cinta de correr. Si te gusta charlar y estar con más gente, piensa en los deportes en equipo, entra en algún grupo o apúntate a una clase. Escoge algo en lo que te ves a ti misma practicando esa actividad al menos tres días a la semana.

Si deseas perder grasa o moldear tu cuerpo, una de las cosas más importantes que puedes hacer es levantar pesas. La dieta y el cardio son importantes, sin embargo cuando se trata de moldear la forma en que tu cuerpo se ve, el entrenamiento con pesas gana fácilmente.

FUNDAMENTOS

Si has dudado en comenzar un entrenamiento con peso que sepas que el levantamiento de pesas puede ayudar a elevar el metabolismo. El músculo quema muchas calorías, así que cuanto más músculo tengas, más calorías vas a quemar todo el día.

Además:

- Fortalece los huesos, especialmente importante para las mujeres

- Aumenta tu fuerza y mejora tu resistencia muscular

- Ayuda a prevenir lesiones

- Mejora tu confianza

- Mejora la coordinación y el equilibrio

Cuando empiezas un entrenamiento con peso puedes tener muchas dudas:

¿Qué ejercicios puedo hacer? ¿Cuántas series y repeticiones? ¿Cuánto peso? La rutina a elegir se basará en tus objetivos, así como las herramientas que tienes disponible y el tiempo que tienes para los ejercicios.

Si estás estableciendo tu propio programa, tienes que entender algunas reglas básicas de entrenamiento de fuerza. Estas reglas te enseñarán cómo asegurarte de que estás utilizando el peso adecuado, determinar sus series y repeticiones y asegurar que siempre estás avanzando en tus entrenamientos.

Para construir el músculo, tienes que utilizar más resistencia de a la que los músculos están acostumbrados. Esto es crucial, ya que cuanto más haces, más tu cuerpo es capaz de hacer, por lo que debes aumentar su carga de trabajo para evitar quedarte estancada. En lenguaje llano, esto implica que debes levantar el peso suficiente para que sólo puedas completar el número deseado de repeticiones. Debes ser capaz de terminar tu última repetición con dificultad, pero igualmente con gran estado de forma.

Para evitar quedarse estancada (o adaptada), tienes que aumentar la intensidad con regularidad. Esto se puede hacer mediante el aumento de la cantidad de peso levantado, la alteración de tus series / repeticiones, la alteración de los ejercicios y la alteración de la clase de resistencia. Puedes hacer estas modificaciones en una base semanal o mensual.

Especificidad. Este principio significa que debes entrenar para alcanzar tu meta. Eso significa que, si deseas aumentar tu fuerza o bajar peso, tu entrenamiento debe ser diseñado en torno a ese objetivo.

Los días de descanso son tan cruciales como los días de entrenamiento. Es durante estos respiros que tus músculos crecen y cambian, así que asegúrate de que no estás trabajando los mismos grupos musculares 2 días seguidos.

Antes de ponerte en marcha en la configuración de tu rutina, debes tener un par de puntos clave en mente:

Constantemente calentar antes de empezar a levantar pesas. Esto ayuda a prevenir lesiones. Puedes calentar con cardio ligero o haciendo un par de levantamientos ligeros de cada ejercicio antes de pasar a pesos más elevados.

Eleva y baja las pesas lentamente. No utilices el impulso para levantar el peso. Si no eres capaz de levantar el peso es porque quizás estas utilizando demasiado y debes reducirlo. Controla las respiraciones y mantente derecha. Presta atención a tu postura y utiliza los abdominales en cada movimiento que haces para mantener el equilibrio y proteger tu columna vertebral.

UN GRAN APOYO DENTRO DE TU ARMARIO

Un armario es parte de la vida de cada mujer. Hay más en el guardarropa de una mujer que simplemente faldas, vestidos, pantalones y blusas. Hay ropa interior. Puede que haya habido un día en que uno tenía una caja con ropa interior según la ocasión, pero eso es cosa del pasado.

ROPA INTERIOR

La mujer de hoy tiene tanta ropa interior como del resto de piezas en su armario. Hay algunos básicos que no pueden faltar en ningún armario y a partir de ahí empezar a construir el conjunto de piezas. El sujetador es un básico de la ropa interior en el armario de cualquier mujer. Blanco y negro son los colores generales para los sujetadores de la mujer sin embargo de color carne es también un básico que es necesario para usar debajo de blusas y camisas. El tipo de sujetador estará influenciado por el tamaño del pecho de la mujer. Al menos un sujetador tiene que ser de un material que suministrará cobertura esencial para usar debajo de una camiseta sin importar cuál es la temperatura. Un sujetador con soporte técnico adicional y de copa grande será perfecto para mujeres de pechos grandes, y una media copa o un modelo push-up es la base perfecta para una mujer de pecho más pequeño.

El conjunto básico de sujetador debe comenzar con al menos 4 modelos.

- Un sujetador para camisetas

- Un sujetador para vestidos

- Un sujetador de deporte

- Un sujetador de correa ajustable

Las bragas son un elemento diferente de un armario de ropa interior básica. En primer lugar asegúrate de que tus bragas se adaptan bien. Si no se ajustan bien y o se ven a través de la ropa el resultado no será atractivo. No importa si te gusta usar tangas, bikinis, hispters o bragas de todo el corte, si se marcan los contornos de la misma, algo va mal.

Blanco y negro son los colores de bragas más comunes. El color carne es también una gran opción ya que no es visible a través de incluso el material más fino.

El apartado de bragas en general debe incluir:

- Un par blanco y negro

- Un par de color

- Un par de bragas reductoras

- Un par de bragas sin costuras

Con los nuevos tejidos tan vaporosos y que se ciñen completamente al cuerpo, las fajas se han convertido en las mejores aliadas de las mujeres. Famosas o mortales todas debemos contar con alguna en nuestro cajón para poder lucir con uno de estos modelos. Hay muchos modelos de faja en función de las necesidades: con pierna, que cubre el torso, tipo corsé... de colores blanco, negro y carne. Algunos de estos modelos van sobre la ropa interior para mantener todo junto y para evitar el vaivén. No son solo para mujeres de talla grande, las tallas en estos modelos empiezan en la S, sino para mujeres que quieren delinear perfectamente su contorno y lograr un aspecto perfecto con un poco de apoyo adicional.

Un corpiño es una prenda de ropa interior de peso ligero que se usa por debajo de una blusa o camisa. El vestuario en general tendrá al menos uno y el color será fijado por la blusa con la que se va a usar.

Una combinación es la prenda perfecta para llevar con una camisa o un vestido en particular si la falda o vestido está hecho de un material vaporoso. Los colores generales son blanco, negro y color carne. Hay dos modelos:

- Entera

- Media

No vuelvas a utilizar ropa interior inadecuada. Sólo tienes que seguir estas sencillas reglas y siempre estarás preparada para cada ocasión. En primer lugar hay que pensar que tu ropa interior debe complementar siempre a la exterior.

Utilizar la talla adecuada es fundamental cuando se trata de ropa interior. Nadie se compraría un calzado de mayor a menor tamaño al que necesita y lo mismo debe hacerse con la ropa interior.

Sino estas segura de que copa o modelo se ajusta mejor a tus medidas pregunta en cualquier tienda y deja que te asesoren. También puedes coger la cinta métrica en tu casa y tomar tus medidas de abdomen, cadera, pecho y cintura, para saber que talla debes utilizar.

La comodidad es el factor más importante en la selección de la ropa interior y si tienes paciencia y dedicas algo de tiempo, podrás saber que tejidos te gustan y te sientan mejor.

Si quieres probar algún modelo nuevo o tejido que no sabes si te resultará cómodo, mi consejo es que adquieras uno económico y que lo utilices en casa. Así veras si te sientes a gusto y si ese tejido en particular te va bien.

Tener conjuntos de lencería, como sujetadores y tangas a juego, puede ser una forma de aumentar la confianza en ti misma. Es habitual que llevar una ropa interior sexy, con la que nos sentimos bellas, nos haga ganar confianza llegando incluso a cambiar hasta nuestra forma de caminar, con un paso más firme y seguro.

Es crucial no restringir tu gama de colores a los tres básicos. Tu ropa no es sólo de un color, así que tu ropa interior tampoco debe serlo. No tengas miedo y aventúrate a comprar sujetadores, bragas y tangas en colores llamativos y acordes con la moda actual. En la actualidad incluso si usas una talla grande, hay una amplia gama de modelos en varios colores y tejidos con los que te verás realmente fabulosa.

No escatimes dinero en tu ropa interior. Ya no es solo una cuestión de estética, sino de salud, tanto en aquellas mujeres con el pecho más grande y que deben tener un especial cuidado con la sujeción como en mujeres de senos más pequeños que pueden acabar con heridas por el uso de sujetadores mal hechos o de material cuestionable. No hay nada más triste que un sujetador barato al que los aros le comienzan a salir y los corchetes a oxidarse después de tan solo un par de lavados.

También debes hacer uso de las ofertas para poder mantener una buena variedad sin ser a costa de la calidad. En los grandes almacenes tienen departamentos separados de ropa interior, donde descubrirás todos los diseñadores y selecciones. Ten en cuenta que al igual que el resto, la ropa interior cambia según la temporada y es entonces que se suelen poner en liquidación modelos de todas las tallas de las temporadas anteriores.

Y por último, pero ciertamente no menos importante... ¡conoce a tus diseñadores!

Cada diseñador varía en el tamaño y talla así que en ocasiones más que por la talla deberás fiarte de tu propia experiencia y probar para ver como te queda.

Siguiendo estas pocas pautas te convertirás en una autentica profesional escogiendo ropa interior.

Lo sé, lo entiendo, la belleza es superficial. Sin embargo aún así, verme bien me hace sentir muy bien. Tengo una sensación total de confianza en mi misma cuando me veo muy bien. Vestirme y verme al espejo y sentirme a gusto consigue que mi estado de ánimo suba y evite el estrés y el pesimismo. A mi juicio, si lo que está en el exterior se ve incluso tan grande como lo que está en el interior, casi sin esfuerzo saldrá tu personalidad brillante para que el mundo vea lo increíble que realmente eres.

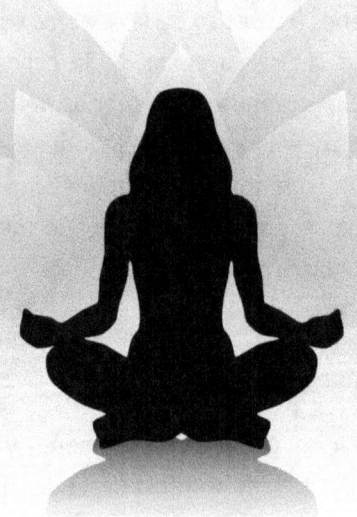

VENTAJAS

He aquí algunas razones por las que verme bien me hace sentir muy bien:

1. **Motivación**. Todo el mundo necesita algo de ánimo de vez en cuando. Es ese sentimiento de "¡Guau me veo muy bien!". Esto me da la seguridad de que sí, yo soy tan excepcional (y tú también!).

2. **Las personas me dicen que me veo muy bien**. Un cumplido siempre me hace sentir bien, da igual cuantas veces me diga a mí misma que no importa lo que otros piensan, me ayuda saber que les gusta lo que he hecho conmigo misma. Me dices que te hace sentir mejor: ¿la consideración positiva o malas miradas?

3. **Siento que puedo lograr cualquier cosa**. ¿Me veo excepcional así que por qué no hago cosas excepcionales? El verme bien me da esa chispa adicional para que funcione y quiera destacar en el mundo.

4. **Las personas me hablan**. No estoy tratando de decir que otras personas no tienen amigos, sin embargo a partir de la observación natural, esta nos dice que la gente tiene mayor inclinación a hablar y relacionarse con personas que tienen buen aspecto.

5. **Es divertido**. Me gusta arreglarme, visitar los grandes almacenes, vestir trajes bonitos, peinar mi pelo y maquillarme. Esto me hace sentir bien y me divierte.

Arreglarse para salir no supone pasar horas delante del espejo, sino conocerte, saber que quieres destacar de ti misma y sacarte todo el potencial que tienes. No es cuestión de grandes inversiones, sino que conocer tu cuerpo, saber que te sienta mejor y con lo que estas más a gusto y usarlo en tu beneficio.

Así que, ¿cuál es la verdadera belleza? Seguro que no es un ingrediente místico en la barra de labios de ultra brillo de larga duración y sin duda no vas a descubrirla escondida en el pasillo de cosméticos en una farmacia.

Es en definitiva, el conocimiento de ti misma y ser fiel a tu propio corazón. Es tener ojos que brillan con compasión y ver lo mejor de las personas. Es ser una persona fuerte y comprensiva con los demás. Es tener confianza en ti misma y seguridad en lo que haces. Busca aquello que más te gusta de ti misma y poténcialo, siéntete a gusto con la imagen que te devuelve el espejo. La belleza no es un modelo único, cada persona cuenta con una belleza especial y es bueno saber como hacerla salir.

Así que párate, dedica un tiempo a observarte, a conocerte, y luego ponte manos a la obra para sacar lo mejor de ti misma.

Además tener un estilo de vida saludable, donde cuidas tanto tu imagen como tu cuerpo puede ayudarte a vivir una vida más larga y saludable. Si tienes una familia que mantener esto es realmente importante, ya que estarás ahí para ellos por mucho tiempo. Si tienes un hijo o hija estoy segura de que ellos van a querer que tú estés aquí todo el tiempo posible para estar contigo. Tener una vida larga y saludable que nos permita ver crecer a nuestros hijos e incluso conocer a nuestros nietos es algo maravilloso.

Otra ventaja de llevar una vida saludable es que vas a estar en mejor forma y tendrás más energía. Esto te ayudará a mantenerte activa y disfrutar de cada etapa de la vida y lograr más. Esto te permitirá tener una actitud más favorable en la vida y ser más productivo en el hogar y en el trabajo. No vas a tener tantos días de enfermedad en el trabajo, por lo tanto serás un trabajador más productivo. Si tienes un negocio, esta productividad ampliada puede ayudar a tu empresa a ser más fructífera. En general, esta productividad ampliada puede resultar en grandes beneficios financieros para ti en el futuro.

En general te verás y te sentirás mejor. Vas a tener una visión mucho más positiva de la vida. Verás que tu tensión y estrés se mantienen en niveles adecuados. Asimismo facilitará y disminuirá las posibilidades de sufrir un trastorno depresivo o deprimirse todo el tiempo ya que si te sientes bien contigo misma tu mente es más positiva.

Es una forma medicina preventiva. Esto te ayudará a prevenir enfermedades del corazón, cáncer y otras.

Entre las mayores ventajas de vivir un estilo de vida saludable es la cantidad de dinero en efectivo que te ahorrarás. Si estás sana tendrás que;

- Gastar menos tiempo y dinero en visitas al médico

- Gastar menos dinero en medicamentos

- Hacer menos o ninguna visita a un hospital

- Disminuir los riesgos fuera de control de los gastos médicos que se encuentra entre las principales causas de quiebra y crisis financiera.

Lamentablemente, muy pocas personas reconocen y entienden las ventajas que un estilo de vida saludable puede tener sobre sus cuentas bancarias.

Recuerda que las reglas para una forma de vida saludable son tener una dieta equilibrada y hacer ejercicio.

Así que cuídate y quiérete. Verte bien te hará sentir bien, serás más optimista y te verás capaz de afrontar nuevos retos. Cuida tu alimentación, haz deporte y dedica tiempo a cuidar tu aspecto exterior.

¡Luce todo tu potencial!

ACERCA DEL AUTOR

Este libro ha sido elaborado por Carla Otero Ortega, esteticista y asesora de belleza con más de 15 años de experiencia.

Desde el año 2007 se ha especializado en el personal shopping y personal training, para satisfacer las necesidades estéticas y de bien estar de sus principales clientes.

Desde el año 2011 se ha embarcado en el mundo literario para enseñar sus secretos de belleza y bien estar al resto de mujeres del mundo, logrando cierto éxito.